BEI GRIN MACHT SICH IHR
WISSEN BEZAHLT

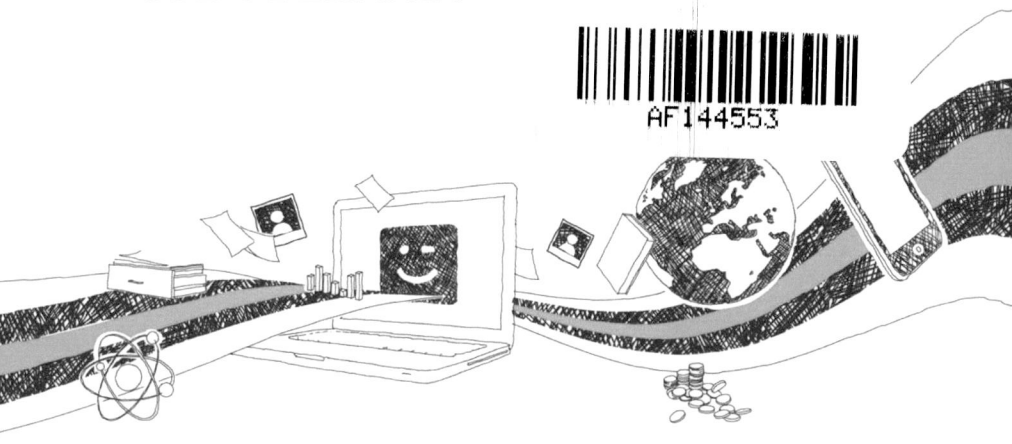

AF144553

- Wir veröffentlichen Ihre Hausarbeit,
  Bachelor- und Masterarbeit

- Ihr eigenes eBook und Buch -
  weltweit in allen wichtigen Shops

- Verdienen Sie an jedem Verkauf

Jetzt bei www.GRIN.com hochladen
und kostenlos publizieren

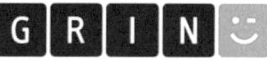

Josef Galert

Diskussion zentraler Unterschiede ausgewählter didaktischer Unterrichtsmodelle und Methoden

GRIN Verlag

Bibliografische Information der Deutschen Nationalbibliothek:

Die Deutsche Bibliothek verzeichnet diese Publikation in der Deutschen National-
bibliografie; detaillierte bibliografische Daten sind im Internet über http://dnb.d-
nb.de/ abrufbar.

Dieses Werk sowie alle darin enthaltenen einzelnen Beiträge und Abbildungen
sind urheberrechtlich geschützt. Jede Verwertung, die nicht ausdrücklich vom
Urheberrechtsschutz zugelassen ist, bedarf der vorherigen Zustimmung des Verla-
ges. Das gilt insbesondere für Vervielfältigungen, Bearbeitungen, Übersetzungen,
Mikroverfilmungen, Auswertungen durch Datenbanken und für die Einspeicherung
und Verarbeitung in elektronische Systeme. Alle Rechte, auch die des auszugsweisen
Nachdrucks, der fotomechanischen Wiedergabe (einschließlich Mikrokopie) sowie
der Auswertung durch Datenbanken oder ähnliche Einrichtungen, vorbehalten.

Impressum:

Copyright © 2006 GRIN Verlag GmbH
Druck und Bindung: Books on Demand GmbH, Norderstedt Germany
ISBN: 978-3-638-79170-0

Dieses Buch bei GRIN:

http://www.grin.com/de/e-book/52966/diskussion-zentraler-unterschiede-ausge-
waehlter-didaktischer-unterrichtsmodelle

GRIN - Your knowledge has value

Der GRIN Verlag publiziert seit 1998 wissenschaftliche Arbeiten von Studenten, Hochschullehrern und anderen Akademikern als eBook und gedrucktes Buch. Die Verlagswebsite www.grin.com ist die ideale Plattform zur Veröffentlichung von Hausarbeiten, Abschlussarbeiten, wissenschaftlichen Aufsätzen, Dissertationen und Fachbüchern.

Besuchen Sie uns im Internet:

http://www.grin.com/

http://www.facebook.com/grincom

http://www.twitter.com/grin_com

Diskussion zentraler Unterschiede ausgewählter didaktischer Unterrichtsmodelle und Methoden

Hausarbeit im Fach Pädagogik, 9. Semester, im Studiengang Diplom-Physiotherapie (FH), an der Diploma Fachhochschule Nordhessen.

Vorwort

Der Entschluss zum Thema dieser Hausarbeit lag darin, in meinem zukünftigen Handeln als Lehrperson in der Physiotherapie auf ein größeres methodisches Spektrum zurückgreifen zu können, welches ich zudem (im möglichen Rahmen dieser Hausarbeit) theoretisch/kritisch reflektieren kann.

Da bisweilen an den (klassischen nicht-akademischen) physiotherapeutischen Fachschulen nur für die praktische Berufsausübung ausgebildet wird, jedoch nicht für die theoretische oder didaktische Arbeit als Lehrkraft[1], obliegt es den Lehrenden, in welcher Form sie den Unterricht gestalten. Vorerst nur in den Bundesländern Bayern, Berlin, Baden-Würtenberg, Mecklenburg-Vorpommern und Sachsen-Anhalt existiert die Vorschrift, dass physiotherapeutische Lehrkräfte eine pädagogische Grundausbildung absolviert haben müssen – die zudem nicht genau definiert ist – um unterrichten zu dürfen. Diese Vorschrift wird aus eigenen Erfahrungen jedoch vielfach umgangen, da es faktisch keine Kontrollen gibt. Was den nicht mit pädagogisch-didaktischen Grundkenntnissen ausgestatteten Lehrenden bleibt, sind meist die Erinnerungen an den eigenen zum Teil lange zurückliegenden Unterricht und dessen positive wie negative Umsetzung.

Im Kapitel *Eigene Überlegungen*, verweise ich auf die Möglichkeiten, die besprochenen Modelle und Methoden in die Unterrichtsgestalltung in der Physiotherapie-Ausbildung umzusetzen.

---

[1] Wo es möglich war habe ich eine grammatikalische neutrale Form gewählt. Allein zur Verbesserung der Lesbarkeit, habe ich an den Stellen wo es nicht möglich war, die grammatikalisch maskuline Form verwendet. Gemeint sind jedoch immer beide Geschlechter.

Einleitung

Das vom griechischen Verb *didáskein* abgeleitete Wort Didaktik, wird heutzutage überwiegen als Sammelbegriff für „lehren" benutzt.

Didaktik ist eine Unterdisziplin der Pädagogik und beschäftigt sich im engeren Sinne mit der Theorie des Unterrichts sowie in einem weiteren Sinn mit der Theorie und Praxis des Lehrens und Lernens (Kölsch-Bunzen, S. 14 & 78). Didaktik besteht wiederum aus Unterdisziplinen, wovon im Rahmen dieser Hausarbeit zwei exemplarisch diskutiert werden sollen.

Die erste Unterteilung befasst sich mit den Allgemein- und Fachdidaktischen **Unterrichtsmodellen**. Von den allgemeindidaktischen Modellen, werden das bildungstheoretische- und das lehr- und lerntheoretische Modell kurz vorgestellt.

Weiterführend werden etablierte **Unterrichtsmethoden**, wie der Frontalunterricht/Lehrervortrag, der Gruppenunterricht, die Einzelarbeit, die Vier-Stufen-Methode und das Problemorientiertes Lernen (POL) beleuchtet.

Unterrichtsmodelle

Als ein didaktisches Modell bezeichnet man ein auf Vollständigkeit zielendes Theoriegebäude zur
Analyse und Planung didaktischen Handelns in schulischen und anderen Lehr- und Lernsituationen
(Jank & Meyer, S. 35).

Da Allgemeindidaktische Modelle für sämtliche Schulstufen, Schulformen und Schulfächer an-
wendbar sind, bleiben sie zwangsläufig recht formal. Ihre Umsetzbarkeit in die Praxis wird zudem
von diversen Fachleuten angezweifelt, „…weil sie von unrealistischen Annahmen über die Vorraus-
setzungen des Unterrichts ausgehen" (Meyer, in Meyer & Jank, S. 36).

> „Allgemeine Didaktik ist wie Stricken ohne Wolle." (Ingeborg Dietrich) (ebd. S. 31)

Die im deutschsprachigen Raum seit den 1930er Jahren entstandenen Ansätze verstanden sich jeweils als konkurrierende Richtungen, die auf dem Hintergrund der Lehrerausbildung entstanden und
jeweils die Bildung einer eigenen "Schule" zu etablieren versuchten. Im Vordergrund stand dagegen
nicht die gemeinsame Suche nach Grundprinzipien der Gestaltung von Unterricht. Die beiden heutzutage in der Lehrerausbildung gebräuchlichen Modelle der Bildungstheoretischen- und Lehrtheoretischen Didaktik, haben sich im laufe der Zeit aneinander angenähert, so dass wesentliche Unter-
schiede nicht mehr auszumachen sind (Thomas, S. 99 f.; Jank & Meyer, S. 205 ff.; Schewior-Popp,
S. 9 f.). Im Folgenden sollen diese beiden Modelle in ihrer Grundstruktur kurz dargestellt werden.

Bildungstheoretische Didaktik

Im Mittelpunkt dieses didaktischen Modells steht der Inhalt des Unterrichts mit folgender Fragestellung (ebd.):

Was müssen Schüler lernen und welche gegenwärtige, zukünftige, exemplarische Bedeutung hat
der zu vermittelnde Stoff?

Die Bildungstheoretische Didaktik zielt auf die Bildung des Menschen im Ganzen ab, nicht nur auf
spezielle und nützliche Eigenschaften und Fähigkeiten. Dies soll erreicht werden, indem eine Syn-
these zwischen materialer Bildung (enzyklopädisches Wissen, Klassiker-Wissen) und formaler Bildung (geistige Potentialausschöpfung, Methodenkompetenz und instrumentelle Fähigkeiten, "das
Lernen lernen") angestrebt wird. Der Erziehungswissenschaftler Wolfgang Klafki bezeichnet dies
als die kategoriale Bildung. Klafkis daran angelehnte **konstruktiv-kritischen** Didaktik, fordert
zudem die Bildung der Selbstbestimmung, die Mitbestimmungsfähigkeit und die Solidaritätsfähig-
keit. Der Mensch nimmt die ihn umgebende Wirklichkeit wahr und sortiert diese nach Aussagen,
Begriffen usw. (hier spiegelt sich der objektorientierte Gedanke). Die Folge dieses Wahrnehmens

sind Einsichten, Erfahrungen usw., also selbstvollzogene - eben subjektive - Prozesse. Damit sei das Subjekt Mensch für die Wirklichkeit erschlossen, die Wirklichkeit finde Zugang zu ihm.

Zu den von Klafki formulierten „epochaltypischen Schlüsselproblemen", die für ihn zur Allgemeinbildung gehören, zählen weiterhin: Friedensfragen, Umweltfragen, Erkennen politischer und gesellschaftlicher Ungleichheiten, und die Gefahren und Möglichkeiten der Informationstechnologie (Thomas, S. 99 f.).

Lehrtheoretische- später lerntheoretische Didaktik

Das **lehrtheoretische Modell**, auch als Berliner Modell bekannt, bezieht sich auf die Fragestellung: Welches sind die relevanten Faktoren im Unterricht?

Als Antwort können vier Entscheidungs- und zwei Bedingungsfaktoren identifiziert werden (Thomas, S. 111 f.; Jank & Meyer, S. 263 f.; Schewior-Popp, S. 9 f.).

Die **Entscheidungsfaktoren** sind:

- Die Intentionalität (In welcher Absicht tue ich etwas?)
- Das Thema (Was bringe ich in den Horizont der Lernenden?)
- Die Methodik (Wie tue ich das?)
- Die Medienwahl (Mit welchen Mitteln verwirkliche ich das?)

Anthropogene und soziokulturelle Voraussetzungen bilden den Rahmen, in dem sich die Unterrichtsgestaltung bewegen muss, ohne dass dieser Rahmen zu beeinflussen ist. Es sind die so genannten **Bedingungsfaktoren**:

- Zielgruppe/anthropogene Voraussetzungen (An wen vermittele ich das?)
- soziokulturelle Voraussetzungen (In welcher Situation vermittele ich das?)

Diese Fragen sind weitestgehend fachneutral, und lassen sich somit auf jedes Fachgebiet anwenden. In diesem Modell trifft die Lehrperson alle relevanten Entscheidungen. Es obliegt ihr, sich zwischen verschiedenen Optionen für das eine oder andere Thema, die eine oder andere Methode zu entscheiden.

Das zu vermittelnde Lehr-Thema muss mit Absichten verknüpft werden. Die Absichten (Intentionen) können und sollten in drei Dimensionen formuliert werden (Jank & Meyer, S. 278 f.; Uni-Hannover).

1. der kognitiven Dimension - also des Denkens

2. die pragmatische Dimension - also des zielgerichteten Handelns

3. die affektive Dimension - also des Fühlens und Erlebens

Damit wird die Forderung nach dem Lernen mit Kopf, Herz und Hand betont (Schewior-Popp, S. 13; Pestalozzi in Jank & Meyer, S. 277 f.). Hieraus resultiert der didaktische Anspruch, lebensnahe Situationen zum Gegenstand des Unterrichts zu machen. Darin repräsentieren sich dann die benannten Dimensionen von Intentionen für den Unterricht. Diese Überlegungen spielen z.b. in handlungsorientierten oder projektorientierten Lehrkonzepten eine entscheidende Rolle.

Die Weiterentwicklung des lehrtheoretischen Modells zum **lerntheoretischen Modell**, welches nach dem Hamburger Erziehungswissenschaftler Wolfgang Schulz auch als Hamburger Modell bekannt wurde, brachte eine weitere Konkretisierung der Unterrichtsvorbereitung durch vier weitere Schritte (Thomas, S. 112 f.; Jank & Meyer, S. 282 ff.; Schewior-Popp, S. 9 f.).

Perspektivplanung: Gliederung von Unterrichtseinheiten z.B. in einem Semester.

Umrissplanung: Hier werden die Unterrichtsziele sowie die Bedingungsfelder formuliert. Dabei wird auch die Ausgangslage der Lehrperson in den Blick genommen.

Prozessplanung: Diese umfasst den konkreten Unterrichtsablauf aufgrund der Umrissplanung, d.h. Zeitablauf, Methoden, Hilfen und Kontrollen, Lehr- und Lernziele werden unter Beachtung der anthropologischen und soziokulturellen Voraussetzungen festgelegt.

Planungskorrektur: Diese meint die kurzfristige Planung aufgrund nicht vorhergesehener Ereignisse oder Faktoren.

Außerdem ist für die Lernenden in diesem erweiterten Modell eine aktive Teilnahme am Planungsprozess vorgesehen. Damit wird aktuellen didaktischen Ansätzen gefolgt, die die Lernenden als handelndes Subjekt im Lehr-Lernprozess sehen. Konkret führt diese Sichtweise zu der Forderung, die Lernenden an der Planung des Unterrichts zu beteiligen, also eine Art Emanzipation der Lernenden zu erreichen. Dies gilt insbesondere für die dritte Stufe, der Prozessplanung.

Die Umsetzung dieses Modells in die Praxis erweist sich als schwierig, wenn die Voraussetzungen der Lernenden und deren Eltern, die bei der Mitplanung und Mitgestalltung aktiv teilhaben sollen, zu unterschiedlich sind.

Fachdidaktik

Fachdidaktiken, wie sie in der Berufs-, also auch in der Ausbildung zum Physiotherapeuten angewendet werden, konkretisieren (Allgemein-) Didaktik für ein bestimmtes Fach oder eine Gruppe von Fächern (z.B. Deutsch, Elektrotherapie). Fachdidaktik soll die in den Fach- Hochschulen ausgebildeten Lehrenden auf die Realität ihres Berufes vorbereiten. Die fachwissenschaftliche Theorie soll durch den fachdidaktischen Praxisbezug ergänzt werden. Fachdidaktik steht somit an der Schnittstelle von Pädagogik und jeweiliger Fachwissenschaft (Jank & Meyer, S. 32 f. und S. 138). Der Inhalt des Begriffs Fachdidaktik füllt sich erst, wenn man sich auf ein konkretes Fach bezieht. Fachdidaktik kann auch als metawissenschaftliche Disziplin betrachtet werden, die überhaupt erst auf der Grundlage einer fachlichen Disziplin ("Fach") entwickelt werden kann. Nichtsdestoweniger gibt es allgemeindidaktische Trends, die sich in ähnlicher Ausprägung in ganz verschiedenen Fachdidaktiken widerspiegeln (ebd.; Thiem; Gudjons, S. 24 f.).

Unterrichtsmethoden

Im Gegensatz zu Unterrichtsmodellen, spiegeln Unterrichtsmethoden die Vermittlungsfrage des Lehrens wieder. Sie sind Werkzeug zur Unterrichts-Inszenierung, die Lehrende zur Vermittlung von Handlungskompetenzen nutzten (Meyer, 1994, S. 20).

Handlungskompetenz beinhaltet die Komponenten Sach-, Sozial-, Methoden- und Moralkompetenzen. In der Kinder- und Jugendpädagogik, ist es sicherlich notwendiger diese vier Komponenten ähnlich gewichtet zu vermitteln, im Bereich der Fachdidaktik im berufsbildenden Unterricht, bestimmen einzelne Komponenten dauerhaft je nach Ausbildungsziel die Gewichtung und damit auch die Methodenauswahl (Peterßen, S. 12 f.).

Diese Bestandteile der Handlungskompetenz sollen im Folgenden kurz skizziert werden (ebd.):

Um solide Informationen über Sachverhalte zu kennen, bedarf es einer **Sachkompetenz** als Grundlage. Erst dann können fach- bzw. berufstypische Aufgaben und Sachverhalte theoretischen Anforderungen gemäß, selbständig und eigenverantwortlich bewältigt werden. Die hierzu erforderlichen Fertigkeiten und Kenntnisse bestehen hauptsächlich aus Verständnis fachspezifischer Fragestellungen und Zusammenhänge sowie die Fähigkeit, diese Probleme technisch einwandfrei und zielgerecht zu lösen.

Sozialkompetenz bezeichnet den Komplex all der persönlichen Fähigkeiten und Einstellungen, die dazu beitragen, mit anderen Menschen zusammenarbeiten oder kommunizieren zu können. Es ist die Kompetenz, das eigene Verhalten von einer individuellen auf eine gemeinschaftliche Handlungsorientierung hin auszurichten und in diesem Sinne auch das Verhalten und die Einstellungen von Mitmenschen zu beeinflussen.

Die Erziehung zur sozialen Kompetenz sollte möglichst frühzeitig beginnen, wenn sie erfolgreich sein will. Wie schwierig es ist, nachhaltig Erfolge zu erzielen, erkennt man bspw. bei der Bekämpfung von Vorurteilen.

Schulische Methoden, die das Erlernen sozialer Kompetenz erleichtern, sind das autonome Lernen, das offene Lernen, der kommunikative Unterricht. Man kann dabei die Kraft der Gruppe nutzen, es geht aber immer um den einzelnen Menschen und seine Beziehung zu seiner jeweiligen Umgebung.

Methodenkompetenz ist die Fähigkeit, an ein Problem auf möglichst effektive und geschickte Weise (Methode) heranzugehen und es zu lösen. Methodenkompetenz ist eng verknüpft mit Sachkompetenz des jeweiligen Faches und immer an Inhalte gebunden. Methodenkompetenz umfasst die Fähigkeit, sich unterschiedliche Lern- und Wirklichkeitsbereiche zunehmend selbständig zu erschließen. Im Unterricht werden die Lernenden an geeignete methodische Instrumentarien im Rahmen von konkreten Aufgaben und Projekten herangeführt.

Die Bereitschaft zur Reflexion von Handlungen und Aussagen auf ihre Verantwortbarkeit, wird als **Moralkompetenz** bezeichnet. Sie dient nicht unmittelbar der Problemlösung hat aber mittelbar Auswirkungen auf die Gesellschaft, die Umwelt und damit letztendlich auf einen selbst.

Die zahlreich angebotenen Unterrichtsmethoden haben die Möglichkeit, diese Komponenten in unterschiedlicher Gewichtung zu fördern.

Zu den Kriterien der Methodenauswahl gehören u.A. Überlegungen zu:
- **Gruppenstruktur** (z.B. Gruppengröße, Alter und Altersunterschiede, Vorerfahrungen)
- **Umfeld** (Zeit, technische Ausstattung und Räumlichkeiten die zur Verfügung stehen)
- **Thema** (Inhalten, Fragestellungen und Problemen)
- **Handlungskompetenz**(en), die besonders hervorgehoben werden sollen
- **Lernziele**, die angestrebt werden

Im Folgenden werden vier `klassische´ und eine `neuere´ (POL) Unterrichtmethode kurz vorgestellt.

Frontalunterricht/Lehrervortrag

Im Frontalunterricht haben Lehrende einen größeren Sprachanteil, als alle Lernenden zusammen (Meyer, 1987, S. 182 ff.). Frontalunterricht eignet sich besonders bei der Vermittlung neuer, komplexer und grundlegender Sachverhalte (aus der Sicht des Lehrenden), für die die Lernenden in experimentellen offenen Unterricht ohnehin viel Hilfe benötigen würden, um fehlerhafte Ergebnisse zu vermeiden. Die Lehrperson gestaltet den Unterricht aktiv, während den Lernenden eine passive Rolle zukommt. Daraus resultiert die Gefahr, dass es dem Lehrenden entgeht, ob seine Schüler die Sachverhalte auch wirklich verstanden haben. Das selbständige, kreative Denken, Fühlen und Handeln wird eher unterdrückt, sowie die Differenz zwischen leistungsstarken- und leistungsschwachen Schülern nicht berücksichtigt (ebd.).

Der Frontalunterricht eignet sich auch nur sekundär zur Förderung sozialer, methodischer und moralischer Kompetenzen, da selbst erlebte, authentische und prägende Erlebnisse fehlen (Peterßen, S. 112).

Obwohl die gesamte genutzte Literatur von dieser konservativen und ´unmodernen´ Unterrichtsform mehr Abstand zu nehmen fordert, wird diese Methode an den Regelschulen z.z. zu etwa 80% betrieben (ebd.). Als Hauptgrund wird Zeitmangel für den zu vermittelnden Lehrstoff angegeben.

Gruppenunterricht

Die Klassengemeinschaft wird in einzelne Gruppen aufgeteilt. Dies erfolgt entweder selbständig oder vom Lehrenden vorgegeben.

Es besteht die Möglichkeit, den Gruppen die gleichen oder unterschiedliche Lern- oder Arbeitsaufgabe zuzuweisen. Die Ergebnisse werden im Anschluss an eine Arbeitsphase von einem oder mehreren Gruppensprechern vorgestellt (Peterßen, S. 139 f.; Meyer, 1987, S. 238 ff.).

Für die **themengleiche** Gruppenarbeit eignen sich besonders Ausbildungsinhalte, zu deren Erschließung verschiedene Wege beschritten werden können. Sie ist auch geeignet, wenn das Thema von verschiedenen Gesichtspunkten aus erschlossen werden kann und Einfälle sowie individuelle Wertvorstellungen das Arbeitsergebnis beeinflussen. Dann können die unterschiedlichen Ergebnisse der Gruppen einander gegenüber gestellt werden (ebd.).

Für die **themenverschiedene** Gruppenarbeit eignen sich besonders Ausbildungsinhalte, die in gleichgewichtige Unterthemen gegliedert werden können. Die Gruppenteilnehmer können dadurch zugleich die Vorteile und die Schwierigkeiten der Arbeitsteilung erfahren.

Probleme können auftreten, wenn sich die Teilergebnisse nicht zu einem Ganzen fügen lassen, weil Gruppen mit ihrem Auftrag nicht fertig wurden oder die Ergebnisse sich nicht im verabredeten Rahmen halten. Somit fördert und fordert Gruppenarbeit aber auch die Sozialkompetenz der Lernenden (ebd.).

Da jeder Lernende nur den seiner Gruppe zugewiesenen thematischen Aspekt intensiv bearbeitet, zu den übrigen Teilthemen aber nur aus dem Ergebnisvortrag der Gruppen eine Orientierung erhält, erfolgt keine gründliche Qualifizierung.

Die Gruppenarbeit erfordert vom Lehrenden meist einen höheren Planungs- und Vorbereitungsaufwand (Meyer, 1987, S. 252).

Einzelarbeit

Einzelarbeit ist laut Meyer (1987, S. 61) mit rund 10%, die am zweithäufigsten angewandte Unterrichtsmethode. Alle Lernenden erhalten die gleichen oder (individuell) verschiedenen Aufgaben, die sie eigenständig bearbeiten sollen. Durch das selbstorganisierte Arbeiten und Lernen, sollen die Lernenden ohne direkte Hilfe des Lehrenden oder von Mitschülern einen Arbeitsauftrag ausführen und dabei alles zur Arbeitsausführung Notwendige lernen (Methodenkompetenz). Häufig wird diese Methode dazu genutzt um durch Wiederholungen/Übungen gelerntes zu festigen. Das Tempo und der Lernstil können dabei individuell variieren, was als Vorteil (für das Individuum) aber auch als Nachteil (für den Anschluss des Individuums an die Gruppe) gesehen werden kann. Die Fähigkeit konzentrierter Einzelarbeit ist Teil der Sozialkompetenz, die besonders auch für die heutigen computerisierten Arbeitsplätze zunehmend an Bedeutung findet (Peterßen, S. 64 f.).

Hausaufgaben sind das klassische Beispiel für Einzelarbeit (ebd.).

Vier-Stufen-Methode

Die Vier-Stufen-Methode (s. Abb. 1) verbindet theoretisches Wissen sofort mit praktischer Umsetzung. Frontalunterricht mischt sich mit Einzel-, Partner- oder Gruppenarbeit. Das erlernen von Fertigkeiten, wie sie z.B. im Sport- und Technikunterricht notwendig sind, macht diese Methode ebenso für die berufliche Ausbildung wertvoll (Peterßen, S. 284 f.).

Lehreraktivitäten	**Schüleraktivitäten**
I. Erklären	
	I. Zuhören
II. Vormachen	
	II. Zuschauen
	III. Nachmachen
III. Korrigieren	
	IV. Üben
IV. Bewerten	

Abb. 1 (Peterßen, S. 284, modifiziert)

Als Kritikpunkt, kann hier der unselbstständige Umgang mit Problemen angemerkt werden.

Problemorientiertes Lernen (POL)

Beim POL wird der Lernstoff, von den Grundlagen bis zur evtl. Umsetzung/praktischen Durchführung von den Lernenden meist in Kleingruppen weitestgehend selbständig erarbeitet (Bircher & Genucchi). Die Lernfreiheit ist groß, der methodische Aufbau dennoch klar strukturiert (s. Abb. 2).

I. Problempräsentation, Klärung von Verständnisfragen
II. Hypothesenbildung
III. Brainstorming wie das Problem zu lösen ist
IV. Strukturierung der Ideensammlung, Erstellung von Arbeitshypothesen
V. Definierung der Lernziele (die durch die Wissenslücken entstandenen sind), Arbeitsteilung in Kleingruppen
VI. Selbststudium, Informationsbeschaffung durch Medien und `Expertenbefragung´
VII. Zusammentragen der Ergebnisse zu einem Gesamtbild unter Bezug der ursprünglichen Problemstellung

Abb. 2; `Siebensprung´

Alle Handlungskompetenzen können angesprochen, jedoch je nach Fallbeispiel anders gewichtet werden. Die Methodenkompetenz spielt allerdings regelmäßig die größte Rolle.

Die Zeitspanne zur bewältigung einer Aufgabe wird festgelegt (z.B. eine Woche). Ein in den Gruppenarbeitsphasen (I – V und VII) anwesender Tutor, antwortet nur auf konkret gestellte Fragen, gibt ansonst von sich aus aber keine Informationen. Des Weiteren verfolgt er die Diskussionen, um zum einen, ein Abweichen vom Ziel zu verhindern aber auch darauf zu achten, dass das Ziel fachlich hoch genug gesteckt ist. Es ist möglich und u.U. auch nötig, innerhalb der vereinbarten Zeitspanne, klassische Vorlesungen und Sprechstunden einzurichten um grundlegendes Wissen zu vermitteln, bzw. spezielle Fragestellungen zu klären. Die einzelnen Ergebnisse der Arbeitsgruppen, werden schriftlich dokumentiert, vom Tutor geprüft und gegebenenfalls korrigiert. Zum Schluss (VII) präsentieren die Gruppen ihre Ergebnisse in der Klasse, wobei sie als Ganzes zusammengefügt nochmals schriftlich festgehalten werden.

Die POL-Methode ist eine Weiterführung, der themenverschiedenen Gruppenarbeit, wobei die Aufgabe in der Regel größer gestellt, und auf eine selbständigere Problembewältigung Wert gelegt wird. Der Lehrende tritt hier nicht als Wissensvermittler sondern als Helfer bei der aktiven Wissensaneignung auf. Hierbei wird nach dem Grundsatz vorgegangen, dass sich selbst erarbeitetes Wissen, dass man zudem eigenständig zu vertreten hat, besser einprägt und die Selbstsicherheit fördert.
Zu Bemerken ist die immense Vorbereitung bei der Umsetzung dieser Methode (ebd.).

Eigene Überlegungen
Die Physiotherapie steht gerade am Beginn ihrer Akademisierung. Neben der praktisch-therapeutischen Tätigkeit, wollen/sollen Physiotherapeuten in Zukunft auch wissenschaftlich arbeiten können und pädagogisch-didaktische Kenntnisse erlangen. Die einheitliche Vermittlung von Fachdidaktik steckt jedoch noch in den Kinderschuhen[2] (Schewior-Popp, S. 165). Dieser Zustand ist auch auf das Fehlen geeigneter Fachliteratur zurück zu führen – es ist zu wünschen, dass diesem Mangel zukünftig entgegen gearbeitet wird.

Abschließend sollen die einzelnen Handlungskompetenzen und Unterrichtsmethoden und ihre Bedeutung bzw. Umsetzungsmöglichkeiten, für die Physiotherapie-Ausbildung, wie sie der Autor z.T. schon selber in der Physiotherapie-Ausbildung miterlebt hat[3], diskutiert werden.

---

[2] Dies wird allein bei der Durchsichtung der Informationsbroschüren der verschiedenen Fachhochschulen deutlich (div.).

[3] Anm. Es existiert in Deutschland z.Z. noch kein einheitliches geschlossenes Curriculum, für die Physiotherapie-Ausbildung.

Sachkompetenz

Sachkompetenzen bilden die Basis, u.a. für das Verständnis von physiologischen[4] Abläufen im Körper, deren Entgleisungen ins Pathologische und den jeweiligen Therapiemethoden und deren Wirkmechanismen.

Sozialkompetenz

Die Vermittlung von Sozialkompetenz im Rahmen der Physiotherapie-Ausbildung wird gänzlich vernachlässigt (siehe MPhG) oder besser gesagt unterlassen, da man häufig davon ausgeht, dass sich die Berufsanwärter der Rolle der Sozialkompetenz in diesem Beruf bewusst sind. Regelmäßig ist jedoch ein Mangel an Sozialkompetenz der Hauptgrund für den vorzeitigen Abbruch der Ausbildung.

Methodenkompetenz

Im Bereich der Physiotherapie ist die Methodenkompetenz eine Hauptkomponente um auf die Vielfalt der Krankheits- und Beschwerdebilder adäquat reagieren zu können. Therapeuten stehen eine Vielzahl von Behandlungstechniken zur Verfügung, aus denen sie nach einem Ausschlussverfahren die `Richtige´ zu wählen haben. Bevor sich hier eine gewisse Routine ergibt, ist die Methodenkompetenz ständiges Werkzeug zur Lösungsfindung.

Moralkompetenz

Da man in der Physiotherapie immer direkten Umgang, mit zum Teil unselbständigen und schwer hilfsbedürftigen Menschen (z.B. Kinder und Komapatienten) hat, sind alle Handlungen unter moralischen Gesichtspunkten zu betrachten. Besondere Erwähnung findet dies im Unterricht jedoch höchstens in der Negaitvformulierung von Kontraindikationen („Das … darf man dann und dann nicht machen"!).

Frontalunterricht/Lehrervortrag

In der Physiotherapie-Ausbildung werden vor allem die medizinischen Grundlagenfächer (Physiologie und Pathologie) überwiegend wenn nicht ganz, im Frontalunterrichtsstil vermittelt. Sicherlich führt das Unwissen um die unterrichts-methodischen Möglichkeiten, bei den nicht pädagogisch ausgebildeten Lehrkräften zu einer übergestiegenen Anwendung des Frontal-Unterrichts.

---

[4] Psychologische Aspekte werden hier allein aus Komplexitätsgründen, nicht beachtet.

Gruppenarbeit

Hier eignet sich besonders der themenverschiedene Unterricht um z.B. die verschiedenen möglichen Pathologien oder Ursachen oder Therapien etc. von bestimmten Strukturen (Organen, Gelenken usw.) zu erarbeiten.

Einzelarbeit

Im Bereich der Physiotherapie führt der Therapeut seine Behandlung in der Regel alleine, ohne kollegiale Hilfe durch, doch immer an einem Patienten. Da es sich um einen praktischen Beruf am Menschen handelt, ist es während der Ausbildung auch in vielen Fällen nicht anders möglich, als mit mindestens einem Partner, die zu erlernenden Techniken einzuüben. Daher beschränkt sich hier die Einzelarbeit allenfalls, auf die Erarbeitung und Sicherung von theoretischem Wissen.

Vier-Stufen-Methode

Da sie zur praktischen Vermittlung von Sachkompetenzen führt, ist sie wesentlicher Bestandteil aller praktischen Fächer in der Physiotherapie-Ausbildung.

Problemorientiertes Lernen (POL)

Die Einführung der POL-Methode an einigen Physiotherapie-Schulen[5], wurde zum einen nötig um sich den Anforderungen der jeweiligen, zum Bachelor-Abschluss führenden kooperierenden niederländischen Fachhochschulen – die diese Methode schon seit längeren anbieten – anzupassen. Und zum anderen, um auf dem mittlerweile hart umkämpften Markt der Physiotherapie-Schulen, eine Vorreiter Rolle mit einem `modernen´ Unterrichtskonzept anzunehmen.

Abschluss

Abschließend bleibt zu bemerken, dass sicherlich immer zu unterscheiden ist *Wie* unterrichtet wird. Die Motivation und die Persönlichkeit der Lehrenden sind Einflussgrößen, die in keinem Modell Erwähnung finden. Das alleinige theoretische Wissen um die pädagogischen-, didaktischen- und methodischen Grundlagen, ist natürlich keine Garantie für einen besseren Unterricht.

---

[5] U.A. Präha-Bildungsakademie Kerpen, Ulmkolleg Ulm, Universitäts-Spital Zürich.

Weiterführendes

Ein aktuelles Forschungsprojekt der Freien Universität Berlin unter der Leitung von Prof. Dr. Hans Merkens (Interdisziplinären Zentrums für Lehr-Lern-Forschung) zur Lesekompetenzentwicklung von Grundschulkindern (BeLesen), hat in seinem Zwischenbericht gezeigt, dass Frontalunterricht, gegenüber offenem Unterricht die größeren Lernfortschritte bringt (Miller).

Literaturverzeichnis

Bircher, Regula/Genucchi, Reto: *POL, Neue Wege zum selbständigen Denken*, Physiopraxis (Fachzeitschrift), Thieme, Stuttgart, 07/2003.

Gudjons, Herbert: *Pädagogisches Grundwissen*, Julius Klinkhard Verlag, Bad Heilbrunn 2001.

Jank, Werner/Meyer, Hilbert: *Didaktische Modelle*, Cornelsen Verlag Scriptor, Berlin, 2002.

Kölsch-Bunzen, Nina R: *Pädagogik und Integrationspädagogik*, Studienheft PMD I, Diploma Fachhochschule 03/05.

Meyer, Hilbert: *Unterrichtsmethoden I Theorieband*, Cornelsen Verlag Scriptor, Frankfurt/M., 1994.

Meyer, Hilbert: *Unterrichtsmethoden II Praxisband*, Cornelsen Verlag Scriptor, Berlin, 1987.

Miller, Tobias: Berliner Zeitung, `Gruppenarbeit kommt später´ vom 16.02. 2006 und `Methodenstreit´ vom 18.02.2006.

Peterßen, H. Wilhelm: *Kleines Methoden-Lexikon*, Oldenbourg Schulbuchverlag, München, 2001.

Schewior-Popp, Susanne: *Handlungsorientiertes Lehren und Lernen in Pflege- und Rehabilitationsberufen*, Thieme, Stuttgart, 1998.

Thiem, Wolfgang: *Zur Stellung der Fachdidaktik zwischen Fachwissenschaft und Allgemeiner Didaktik*, www.opus.kobv.de/ubp/volltexte/2005/492/pdf/THIDIDAK. pdf.

Thomas, Bernd: *Pädagogik-Didaktik*, Studienheft PMD II, Diploma Fachhochschule 11/03.

Uni-Hannover, eLearn Academie Network Niedersachsen (http://portal.l3s.uni-hannover.de/index.php?id=749) [Stand 03.03.2006]

Kopien aus dem Pädagogik Unterricht an der FH Nordhessen vom 17.12.05

Curriculum zur Masseur- und Physiotherapeuten-Ausbildung, angelehnt an das Masseur- und Physiotherapeuten Gesetz (MPhG) von 1994, siehe http://www.gesetze-im-internet.de/bundesrecht/physth-aprv/gesamt.pdf